Le Baron RAVERAT

# LA
# BOULE D'ACIER

## ET LA

## LIQUEUR DES CHARTREUX

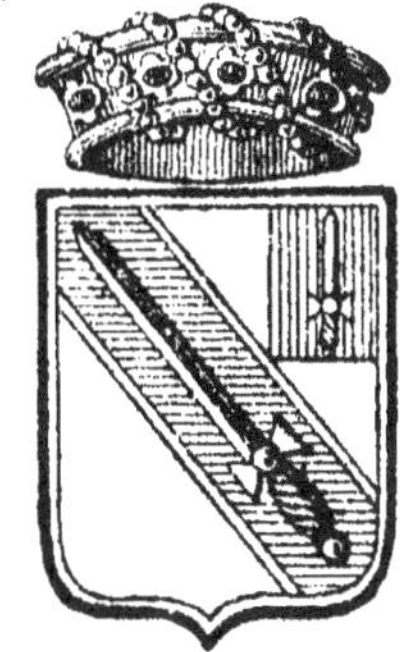

LYON

IMPRIMERIE A. STORCK

78, Rue de l'Hôtel-de-Ville.

1886

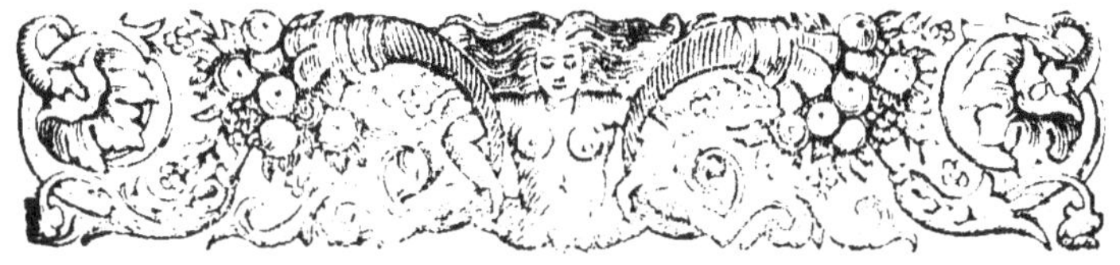

# LA BOULE D'ACIER

## ET LA

## LIQUEUR DES CHARTREUX

Il n'est, sans doute, pas un de vous, Messieurs, qui ne connaisse la liqueur de la Grande-Chartreuse, son bon goût, surtout son arôme où l'on croit reconnaître tous les parfums des plantes et des fleurs qui embellissent nos prairies alpestres et peuplent les hautes forêts de nos montagnes.

C'est une liqueur de gourmets, excellente avant comme après le repas ; et, selon la docte faculté, elle possède toutes les vertus hygiéniques : elle ouvre l'appétit d'un estomac paresseux, facilite une digestion laborieuse, et répare les forces épuisées par une longue marche. Laquelle préférez-vous? l'Elixir, la Verte, la Jaune ou la Blanche?... Pour ce qui nous concerne individuellement, notre choix est bientôt fait: elles sont excellentes toutes les quatre.

Sa réputation est universelle. Et malgré les progrès de la chimie, qui, par ses merveilleuses analyses, a su découvrir la nature des substances entrant dans la fabrication de cette liqueur ; malgré l'activité de l'industrie et du commerce qui lui font une concurrence souvent déloyale par des étiquettes et des marques frauduleuses, par des contrefaçons parfois des mieux réussies, les produits des Chartreux sont restés hors de pair ; ils n'ont subi aucune atteinte et ont défié toute comparaison.

A côté de cette liqueur, les religieux joignent la vente d'un certain produit pharmaceutique populaire dans le Dauphiné, où on le trouve dans la plupart des ménages. Ce produit est à base végétale et minérale, et sa couleur gris de fer lui a valu le nom de Boule d'acier.

Son emploi est facile, et ses vertus nombreuses ; on laisse tremper cette boule pendant quelques minutes dans un demi-verre d'eau ; on avale cette dissolution, et on se trouve guéri de tous les maux qui affligent l'espèce humaine ; depuis une fièvre bénigne jusqu'à l'affreux choléra, depuis une simple coupure jusqu'aux hémorragies les plus tenaces et les plus abondantes.

Par les baumes et les résines qui entrent dans sa composition, cette boule s'emploie avantageusement dans les maladies chroniques des poumons ; par ses éléments ferrugineux, elle détruit la pauvreté du sang, et, par ses principes alcooliques, elle chasse toutes les affections hypocondriaques et ramène dans l'esprit une douce gaieté.

Un autre spécifique non moins précieux est l'essence végétale ou élixir dit de la Grande-Chartreuse, dont, par prévoyance, on doit toujours avoir un flacon chez soi.

Il y a bien des années déjà, en 1842, dans mon premier voyage à la Grande-Chartreuse, je fis emplette d'un flacon de cet élixir ; il était enfermé dans un étui de bois et accompagné d'un prospectus, qui énumérait, en cinq langues différentes, toutes les vertus curatives de la précieuse liqueur.

Mais quel fut mon étonnement de voir que ce spécifique s'adressait généralement aux femmes pour les maladies auxquelles elles sont sujettes.

Après une longue liste des cas où l'on doit en faire usage, on arrive à celui-ci, que nous copions textuellement :

« Les personnes du sexe qui se trouvent incommodées par les indispositions qui leur sont particulières, telles que les pâles couleurs et les suppressions, sont presque toujours ou guéries ou soulagées en en prenant chaque matin dans une double quantité d'eau d'armoise ou de mélisse. Il est également utile pour faciliter les accouchements laborieux, et, par la même raison, très approprié contre les pertes accompagnées de défaillance et de sueurs froides qui succèdent dans quelques cas à l'accouchement. »

Mais comment se peut-il faire que ces braves religieux, tout-à-fait étrangers à la société des dames, puissent si bien connaître les infirmités de ce sexe ; infirmités sur la nature desquelles s'étende si longuement ce prospectus ? Demandes délicates, indiscrètes même !...

Tant de qualités éveillèrent ma curiosité d'historien ; je cherchai à connaître l'origine, soit de cette liqueur émérite, soit de cet élixir, soit de cette boule d'acier, auxquels nous pourrions joindre un spécifique souverain pour le mal de dents, véritable panacée ignorée du docteur Fontanarose lui-même.

Ces produits spéciaux, d'où viennent-ils, qui les a inventés ? A quelle époque ont-ils

commencé à être connus et vulgarisés ?
Questions que par curiosité, autant que
par amour pour l'histoire, nous avions
adressées à nombre de personnes, à des
auteurs qui avaient écrit sur la Chartreuse,
à des Chartreux eux-mêmes : Questions
auxquelles il ne nous fut jamais répondu
d'une manière satisfaisante, quand le ha-
sard se chargea lui-même de nous appor-
ter une réponse que nous avons lieu de
croire catégorique.

Ce sont des dames, les dames chartreusines de Prémol, qui ont inventé ces diffé-
rents produits. Leur communauté, on le
sait s'élevait sur des montagnes boisées,
au-dessus de la station balnéaire d'Uriage,
non loin de Vizille et de la ville de Grenoble.

Depuis de longues années qui paraissent
remonter à une époque indéterminée ces
religieuses avaient une apothicairerie bien
dirigée, qui leur rapportait de beaux reve-
nus et était une véritable providence pour
les malades des environs et pour les gens
qui accouraient de loin y chercher des re-
mèdes à leurs maux. C'est là que se fabri-
quaient avec les plantes balsamiques de la
montagne et les bourgeons résineux des sa-
pins de la forêt la Boule d'acier et l'Elixir
végétal.

Cette boule dont la composition était un secret que, seules, connaissaient les chartreusines de Prémol, paraît être un mélange de ces plantes et de ces bourgeons macérés dans de l'esprit de vin. A ce mélange, on joignait une certaine proportion de limaille d'acier, et le tout, pressé dans un moule ayant la forme d'un gros œuf, est devenu la célèbre Boule d'acier. Sa composition, on le voit, justifie amplement ses qualités. L'élixir, au contraire, s'obtenait par la distillation de ces plantes alpestres, que l'on ne trouve, pour cet emploi, nulle autre part ailleurs que dans ce massif montagneux.

Nous venons de dire que cette recette était un secret des dames de Prémol ; mais on dit, d'un autre côté, que ce sont les chartreux du monastère de Molsheim, en Alsace, qui, en bons collègues, en avaient fait connaître la récolte à leurs sœurs de Prémol ou à leurs frères de la Grande-Chartreuse.

Nous ne savons ; mais, quoi qu'il en soit, nous trouvons dans les régistres de la communauté de Prémol, déposés aux archives de l'Isère, que déjà, en 1725, dans la pharmacie de ces dames on préparait la Boule d'acier et l'Elixir végétal ; spécialités alors estimées et jouissant d'une réputation bien méritée. Près d'un siècle auparavant, en 1661, cette pharmacie était dirigée par le frère Lazare, très expert dans la connaissance et la manipulation des plantes.

Le frère Lazare fut-il l'inventeur de ces deux produits, ou se borna-t-il à en continuer la fabrication d'après les traditions du monastère ou la recette communiquée par les Chartreux de Molsheim ?

Plus tard, de 1725 à 1711, un de ses successeurs les plus connus, le frère convers Bruno Isoard, homme intelligent, apprécié de toute la communauté, et qu'on se plaisait à désigner sous le nom de bon frère Bruno, était à la tête de l'apothicairerie. Les médicaments et autres produits qui en sortaient figurent chaque année dans les comptes de la maison pour diverses sommes. Celles-ci furent même pour les deux années 1736 et 1737 de dix-sept cent quarante-cinq livres.

Le frère Bruno s'occupait également de l'officine des religieux de la Grande-Chartreuse, à la pharmacie particulière de leur couvent.

Les pères fabriquaient-ils la Boule d'acier et l'Elixir végétal, ou tiraient-ils ces produits de la communauté de Prémol ? Mais à l'époque où le frère Lazare était chez ces dames, le frère Nicolas exerçait la même fonction que lui à la Grande-Chartreuse. Il est donc probable que déjà celle-ci s'occupait de la confection de l'Elixir végétal. C'est avec le résidu de ces élixirs que les Chartreux commencèrent à fabriquer, sous le nom de *Mélisse*, une liqueur jaune perfectionnée depuis, et devenue les diverses liqueurs de la Grande-Chartreuse.

Un dernier frère convers fut Pierre Liotard, attaché comme apothicaire, d'abord à la Grande-Chartreuse, puis à la Chartreuse de Prémol, d'où il se vit forcé de sortir, en quittant l'habit religieux, le 24 septembre 1790. Après la suppression des ordres monastiques et la vente de leurs propriétés, il rentra dans la vie civile. Il avait alors trente-cinq ans. Il trouva à utiliser immédiatement ses connaissances en entrant comme apothicaire en second à l'hôpital militaire de Grenoble. Quatre ans après, il se maria et s'établit comme pharmacien dans cette ville, où il mourut le 19 novembre 1820, laissant un établissement bien achalandé à l'un de ses fils, Pierre-Fortuné Liotard, qui lui succéda dans sa profession.

Jusqu'au moment de la rentrée des religieux dans leur monastère de la Grande-Chartreuse, il avait, dit-on, continué à fabriquer de l'Elixir et de la Mélisse, dont seul il possédait la recette. Mais ses liqueurs étaient alors à peu près inconnues en dehors de la province.

En 1816, poussé par un sentiment de délicate reconnaissance, il alla au monastère nouvellement rétabli, et remit la recette entre les mains du général de l'ordre.

La communauté reprit cette fabrication, qui, faible à ses débuts, alla ensuite en augmentant.

En 1849, l'armée des Alpes, sous le commandement du maréchal Bugeaud était cantonnée dans le département de l'Isère, sur les frontières de la Savoie et du Piémont. Officiers et soldats allaient souvent en promenade visiter le célèbre monastère. Ils apprécièrent les multiples qualités de cette liqueur, et, un peu grâce à eux, sa réputation se répandit bientôt dans toute la France et au dehors.

Aujourd'hui, sa vente annuelle atteint le chiffre de six millions de francs, duquel il faut déduire huit cent mille francs versés dans les caisses de l'Etat pour acquit des droits sur l'alcool.

Et il faut dire aussi, au risque de blesser la modestie de nos braves chartreux qu'ils font le plus noble usage de ces bénéfices ; que, depuis leur rentrée en France, ils ont dépensé environ douze millions à soulager

bien des maux, à rebâtir des villages dé-
truits par les incendies ou les inondations,
à fonder des églises, des écoles, des salles
d'asile, et ces nombreux refuges que leur
infatigable charité a ouverts à toutes les mi-
sères humaines. Jamais les malheureux
n'ont frappé vainement à leur porte hospi-
talière.

Les bâtiments où se fabriquent, où se
distillent, où se manipulent ces produits
sont vastes et curieux à visiter. Ils sont si-
tués à l'entrée du Désert, à Fourvoirie, et
c'est de là que ces liqueurs sont dans le
grand entrepôt de Voiron pour être expé-
diées dans toutes les parties du monde.

Naguère encore cette fabrication, alors res-
treinte, avait lieu dans l'officine même du
couvent ; et l'on devine sans peine. vu les
dificultés des chemins, surtout dans la
mauvaise saison, combien les rapports
étaient difficiles, combien les relations com-
merciales, plus nombreuses de jour en
jour, avaient à souffrir de cet état de choses.

On sait que ce qui assure la supériorité
de ce précieux produit, outre le choix des
éléments qui entrent dans sa composition,
le soin apporté dans sa manipulation, surtout les bonnes traditions, c'est, sans con-
tredit, la qualité supérieure des alcools
que l'on y emploie. Les meilleurs alcools

du Midi étaient retenus pour cette fabrication. Mais depuis la dévastation de nos vignobles par le phylloxéra, les Chartreux ont acheté en Espagne, près de Tarragone de vastes et bons domaines qui fournissent tout l'alcool nécessaire à leur fabrication, et où, en cas d'expulsion de France, ils pourraient trouver un refuge assuré.

Voilà Messieurs, la modeste et très incomplète étude que nous avons entreprise dans le but de rechercher l'origine de ce fameux Elixir, base fondamentale d'où est sortie cette liqueur qui, devenue universelle, fait les délices des gourmets émérites et propage sur tout le globe le nom de la Grande-Chartreuse et celui du frère Louis Garnier.

Admirable moyen employé pour rappeler au loin l'existence de notre antique et saint monastère, perdu dans les vallées et les forêts les plus sauvages de notre Dauphiné ; en même temps que pour bénir les vertus des enfants de saint Bruno, qui, tout en passant leurs jours et leurs nuits dans la plus dure pénitence et la plus stricte abnégation, trouvent encore le loisir d'être utiles à notre pauvre humanité !...

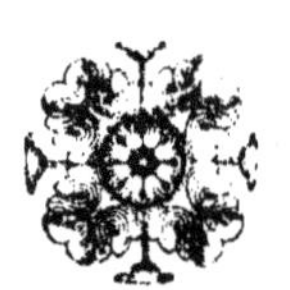